AF336659

T. 43
c. 16

DE LA CRÈCHE

ET

DE SES EFFETS

SOUS LE RAPPORT SANITAIRE

PAR LE DOCTEUR SIRY

Chevalier de la Légion-d'Honneur, Médecin des Asiles et des Crèches,
Membre du Conseil d'administration de la Société des Crèches

PARIS,
AU BUREAU CENTRAL, RUE SAINT-HONORÉ, 338,
Chez les libraires de Paris, des départements et de l'étranger.

1853

DE LA GRACHE

SOUS LE RAPPORT SANITAIRE

PAR UN DOCTEUR MDV

T

PARIS

DE LA CRÈCHE

ET

DE SES EFFETS

SOUS LE RAPPORT SANITAIRE

Credo quia absurdum.

———

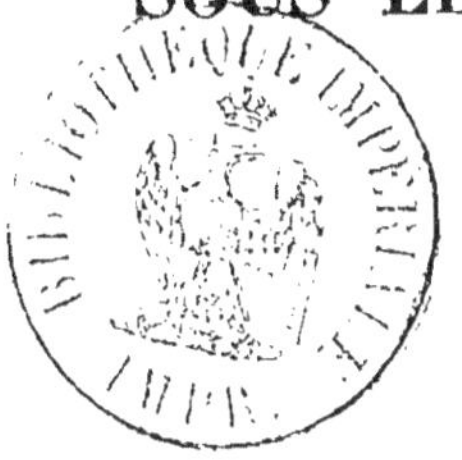

N'y a-t-il pas, depuis un temps immémorial, des femmes, de pauvres mères, veuves ou non, obligées, pour subvenir aux besoins de leur existence, de travailler hors de leur logis ?

Pour se livrer à ce travail, ces mères ne déposent-elles pas leurs enfants chez de pauvres femmes, dont l'unique industrie consiste à garder, à nourrir ces enfants, moyennant une certaine rétribution ?

N'est-il pas vrai que ces garderies sont un besoin si général, qu'à Paris il en existe six à huit cents ? (1)

A ces questions, M. le Préfet de la Seine, qui entre autres sciences possède celle des faits, répondra par une complète affirmation.

Les garderies ne sont donc pas une innovation moderne, mais une institution très vieille et très indispensable.

Qu'est-ce que la Crèche? — Une garderie !

On ne tente pas, on ne souhaite pas l'impossible : on ne supprime pas ce qui est nécessaire. Personne n'a eu la folle pensée de fermer les garderies ; personne ne peut

———

(1) La plupart de ces garderies sont ce qu'on appelle des maisons de sevrage, conservant l'enfant et le jour et la nuit, c'est-à-dire ayant les inconvénients des garderies simples, et y ajoutant celui de séparer l'enfant de sa famille.

donc songer à fermer les crèches, en tant que garderies.

D'où il résulte que l'existence des Crèches est hors de cause, et que ses adversaires ne réprouvent que ses imperfections. Dans ce cas, nous sommes prêts à leur tendre la main, et à accepter avec reconnaissance les améliorations qu'ils ont conçues et dont ils n'ont que trop bien gardé le secret, nous exposant ainsi à méconnaître les dispositions vraies de leur esprit à travers les formes un peu acerbes dont ils les avaient enveloppées. Leur critique, ils en conviendront, ressemblait par trop au fameux *Delenda est Carthago* : et en vérité ce n'est pas la meilleure manière de corriger les gens que de les tuer. Nous comprenons cependant cette haine vigoureuse qu'inspire le mal ; cette âpre rudesse d'une critique impatiente du bien ; le *Delenda* n'était qu'une exagération philanthropique, que nous prenons en bonne part, en ce qu'elle s'applique aux abus, non à la chose elle-même.

Quels sont donc ces abus ? Quelles sont ces imperfections ? Les garderies vivent en paix, nul ne souffle mot à leur encontre. On gourmande les Crèches : celles-ci sont donc moins bien que celles-là ? Quelle déception pour nous, qui prétendions à un brevet de perfectionnement *avec garantie du gouvernement*.

Voyons néanmoins sur quoi serait fondée cette préférence, et commençons par le commencement.

D'un côté nous avons la gardeuse ; de l'autre le comité de la Crèche.

La gardeuse est une femme dénuée de ressources, tenant une garderie comme moyen d'existence, obligée en conséquence de vivre sur les bénéfices qu'elle en retire.

Le comité de la Crèche est une assemblée de personnes plus ou moins fortunées, ouvrant aux enfants pauvres des asiles, qu'elles entourent de leur sollicitude, qu'elles soutiennent de leurs sacrifices.

L'une vit de l'argent du pauvre,

L'autre donne de l'argent au pauvre.

La gardeuse spéculant sur sa garderie, toute économie

est la réalisation d'un bénéfice : or elle sait de reste que le logement le plus exigu est le moins cher. Ne lui parlez pas de ventilateur, elle ne comprendrait pas. Le tapis sur lequel vous aimez à voir se traîner les petits enfants est un objet de luxe qu'elle n'a pas entrevu même dans ses plus fastueuses conceptions. Les enfants qui ont de bonnes jambes s'en servent, si cela leur convient, les autres restent rivés sur leurs chaises : car de les promener les uns ou les autres, il n'y faut point songer, le personnel de la garderie n'y suffirait pas. Ce personnel se compose en tout de la gardeuse ; seule elle satisfait aux besoins variés, infinis, de ses pensionnaires, à l'ordre, à la propreté de leur gîte. Quant à la nourriture, elle a de fortes raisons pour la trouver toujours excellente.

La Crèche a été créée pour les enfants, elle n'a en vue que leur intérêt, tout en elle converge vers ce but. Le premier soin de son comité est de rechercher minutieusement, à l'aide de maintes commissions, le local qui réunit les conditions hygiéniques les plus favorables ; il y établit les moyens de ventilation nécessaires. Des berceuses, en nombre suffisant, s'occupent constamment des enfants, leur donnent une nourriture abondante, les promènent, veillent sur eux, prêtes à leur prodiguer tous les soins qu'ils réclament dans leurs divers besoins, et maintiennent autour d'elles l'ordre le mieux entendu, la plus exacte propreté.

Si la garderie n'est pas bien, rien n'intervient pour qu'elle ne soit pas plus mal encore.

La Crèche est dirigée le plus souvent par de bonnes religieuses, qui concentrent avec bonheur sur nos enfants tout ce qu'elles ont promis à Dieu d'abnégation, de dévouement.

Tous les jours viennent la visiter des Dames du monde, habituées au confortable, à la recherche de l'aisance : elles s'assurent que toujours un même zèle, une égale intelligence président aux soins donnés à leurs petits protégés, et leur seule présence est une garantie que, dans ces

lieux qu'elles aiment, rien n'est de nature à blesser leurs
sens délicats.

Enfin, comme pour régler les inspirations d'une si pure
charité, tous les jours un médecin apporte à la Crèche le
tribut de sa surveillance éclairée, pour prévenir ou écar-
ter toute cause de maladie.

Ainsi, d'une part, cupidité, ignorance, incurie, peu ou
point de contrôle effectif.

De l'autre, charité, lumières, dévouement, contrôles
multiples.

Et si, poursuivant ce parallèle à un point de vue plus
élevé, nous demandons à la gardeuse, si peu soucieuse
du corps, ce qu'elle fait pour l'intelligence; si nous re-
cherchons, en outre, quelles conséquences peuvent résulter du contact de parents malheureux avec cette gardeuse
plus malheureuse encore, nous reconnaitrons que, de ce
rapprochement de besoins, de sentiments de même nature,
ne peuvent naître que des idées identiques sommeillant
sous le même niveau.

Voyez, au contraire, comme tout s'épure dans le sein
de la Crèche. Ici, le riche vient spontanément au pauvre
et lui offre, non l'aumône, mais son concours pour lui
rendre plus légères les obligations qu'imposent la gêne et
le travail. Dans cette œuvre commune, son désintéresse-
ment est si évident, que nulle interprétation erronée ne
saurait pervertir le noble caractère de son intervention.
Il aime l'enfant du pauvre parce qu'il lui est utile; il le
désire sain, fort, heureux, parce qu'il veut, parce qu'il
doit vouloir que le succès couronne ses soins et que son
œuvre sorte plus belle de ses mains.

Ainsi, le riche et le pauvre se rencontrent dans l'affection qu'ils portent au même petit être, et il ne se peut que
quelque chose de cette sympathie ne se réfléchisse de l'un à
l'autre, et ne se traduise en une bienveillance réciproque.

Mais plus précieuses encore seront les leçons que re-
cueilleront les mères auprès des saintes femmes qui diri-
gent les Crèches, et qui, par le nom qu'elles portent, par

leurs fonctions, par leur vie entière, représentent le sacrifice, la douceur, le dévouement, toutes les vertus,
toutes les qualités. Dans cette atmosphère d'ordre et de
bonté, elles apprennent ce qui, dans le cercle ordinaire de
leur existence, n'aurait jamais arrêté leur pensée ; elles
deviennent meilleures femmes, mères plus éclairées.

Ce que tous y apprendront en outre avec étonnement,
c'est la règle, c'est la discipline auxquelles peut se plier
l'essaim si vif, si animé, si turbulent de nos petits enfants.
— Entrons, voici l'heure du déjeûner. A leur arrivée,
nos pensionnaires ont été dépouillés des vêtements dont
les couvrent leurs parents ; bien brossés, soigneusement
lavés, revêtus du frais costume de la Crèche, ils viennent
avec empressement, mais sans désordre, se ranger autour
de la table où se dresse leur modeste repas. Là, chacun
attend avec patience que son assiette lui soit apportée, et,
sur un léger avertissement, si la soupe est un peu chaude,
il la tourne, la retourne savamment, jusqu'à ce qu'il la
juge assez refroidie pour la goûter ; il la mange enfin, po-
sément, adroitement, sans qu'aucune gloutonne inspira-
tion lui fasse jeter un regard de convoitise sur la part de
ses voisins.

Le repas fini, la petite troupe se présente à l'éponge,
se laisse stoïquement débarbouiller, et joue après, gaie-
ment, vivement, mais avec cette nuance de bonne tenue
qui est le propre de l'enfant bien élevé.

Cependant, l'heure du repos a sonné ; soudain les jeux
s'arrêtent, chacun accourt, tend les bras et se laisse em-
porter dans son berceau. En quelques instants toutes ces
têtes s'inclinent sur de doux oreillers ; nul bruit, nul cri
ne vient interrompre le silence de la salle ; toutes ces
paupières se ferment à la fois, comme touchées par un
magique rameau, et bientôt, oubliant leurs fugitives impressions, ces petits anges s'endorment doucement, pro-
fondément, protégés par la charité, qui, seule, veille en
silence, le regard fixé sur leurs berceaux.

Où nous entraîne la vaine énumération de bienfaits
que nul ne conteste peut-être, et qui ne ferait qu'aug-

menter nos regrets si, à côté de tant d'avantages, la Crèche portait en elle-même un mal affreux, invétéré, qui dépasse à lui seul la somme de tous les biens qu'elle produit, ou plutôt qui les détruit tous à la fois, en s'attaquant à la vie même du petit être qu'on lui confie?

Vous façonnez, vous ornez le caractère de vos enfants, nous dit-on, c'est fort bien ; vous les débarbouillez et les vêtez très soigneusement, c'est on ne peut mieux ; vous aérez avec intelligence les salles qui les renferment, c'est bien vu ; vous les nourrissez confortablement, nous n'y trouvons rien à redire ; vous donnez aux mères d'excellentes leçons de morale, de conduite, de bonheur, ce qui ne gâte rien... mais (*horresco referens*), de cet amalgame d'excellentes choses, il résulte un tout horrible, épouvantable : la mort, la mort de vos enfants !

A cette révélation inattendue, notre surprise a été profonde. Nos souvenirs, nos sens nous représentaient de joyeux enfants dont les fraîches physionomies respirent la santé, et voici qu'on nous les montre en forme de spectres, sortant du tombeau pour nous reprocher leur vie si maladroitement abrégée. Nos yeux nous les montrent vivants, de par la science on les déclare morts ! A dire vrai, nous avions une grande propension à en croire de préférence nos yeux, et néanmoins l'affirmation des savants nous mettait mal à l'aise : de même qu'un certain chiffre n'a d'autre valeur que celle que lui donne la place qu'il occupe, ainsi une opinion n'a de prix que par la source dont elle émane. Or, nous avions bien lu : « Des doutes » graves s'étant élevés sur l'utilité de cette institution (la » Crèche), qui, au dire de *savants respectables*, serait loin » d'être prouvée, et qui aurait pour résultat, au con- » traire, d'augmenter la mortalité et d'aggraver les ma- » ladies de la première enfance, etc. »

Des savants ! le mot y est : encore si par impossible c'eût été de ces savants dont le poète a dit :

« Un sot savant est sot plus qu'un sot ignorant ! »

Mais non, pour rendre toute équivoque impossible, on

ajoute *des savants respectables!* le cas était grave, inquié-
tant; cependant, après quelques moments de perplexité,
nous avons cru démêler dans les circonstances extérieures
de la cause, ainsi que disent les rhéteurs, quelques motifs
de sécurité.

Il nous a paru que l'on pouvait être fort savant et ne
pas connaître un mot de la question des Crèches, ce qui
n'est pas, à beaucoup près, un crime irrémissible.

Pour juger sainement une question, il faut l'avoir sérieusement étudiée. Or voici, pour le seul département de
la Seine, une légion de quatre-vingts médecins, qui tous
les jours visitent les Crèches, suivent, constatent ses ré-
sultats, et qui, dans leurs recherches persévérantes, n'ont
puisé qu'un vif amour, un profond dévouement pour l'objet de leur étude. On nous dira peut-être que ce ne sont
pas tous des savants; mais beaucoup le sont, et tous sont
du moins des médecins, c'est-à-dire des hommes doctes
en tout ce qui concerne la santé des enfants, parfaitement
compétents en matière d'hygiène, de salubrité, de maladies, etc. Vos savants sont-ils plus nombreux que les nôtres?
Sont-ils plus doctes que nos quatre-vingts doctes? Ils sont
gens de plume peut-être? Mais grâce à Dieu nous avons
aussi des écrivains, des poètes, des lauréats, voire même
des prix Montyon.... des prix Montyon!... des lauriers,
des couronnes de par l'Institut tout entier, aux miasmes,
à la pestilence, à la mort!...

Décidément, si nous sommes dans une fausse voie, nous
y sommes en bonne et nombreuse compagnie. Supputons
le nombre de nos alliés : l'Institut; les membres de la
société des Crèches, et à leur tête, leurs présidents MMgrs
le cardinal archevêque de Bordeaux, l'archevêque de Paris,
MM. Dupin aîné et Dufaure; tous les prédicateurs éminents
de l'époque; l'innombrable personnel attaché de près ou
de loin à toutes les Crèches qui existent en ce moment, de
Lisbonne à Stockholm, de Paris à Constantinople; et au
dessus de tous, pour les bénir, notre Saint-Père, qui les en-
courage et les récompense de ses indulgences répétées. En

face se présentent comme adversaires, les deux ou trois savants respectables....

Comptant et pesant les deux partis, il nous a semblé que nos auxiliaires pouvaient balancer nos antagonistes, et nous avons puisé dans cette espérance le courage de discuter le dire surprenant des savants non désignés. Suivant eux nous sommes donc réputés : 1° augmenter la mortalité ; 2° aggraver les maladies de la première enfance.

Certes, il est difficile d'exprimer avec plus de vague une plus grave imputation, et la situation qu'on nous fait est singulière. Vous dressez contre nous un acte d'accusation formidable ; et, au lieu d'appuyer ce réquisitoire d'un corps de délit, de preuves précises ou du moins spécieuses, que nous puissions saisir, examiner dans leur caractère, leur nature, leur portée, nous en sommes réduits à une énonciation insaisissable par son étendue, sa généralité. Nous *augmentons,* nous *aggravons* : c'est bien dit ; mais où sont vos preuves, où sont vos tables de mortalité relative ? Sur quelles données, sur quel chiffre se basent vos proportions ? Vous nous donnez ces deux mots et rien de plus. Nous vous en demandons bien pardon, mais vous avez, ou trop de modestie, si vous cachez vos précieux documents, ou trop de confiance dans l'autorité de votre affirmation, si vous les croyez superflus.

Nous vivons à une époque de scepticisme où l'on use de procédés un peu plus réguliers : on croit, mais difficilement, et jamais que sur des preuves bien précises, bien authentiques ; et vous n'en fournissez aucune. De telle sorte, qu'au lieu d'avoir à discuter un fait nettement indiqué, au lieu d'avoir à rechercher si telle ou telle maladie qu'on nous eût signalée existe ou n'existe pas, s'aggrave ou ne s'aggrave pas dans nos établissements, c'est à travers toute l'étendue du domaine nosologique que nous devons nous mettre en quête pour découvrir quelles pourraient être les maladies auxquelles vous avez voulu faire allusion en votre for intérieur.

Dans ce vaste cadre, voici celles des affections de la première enfance qu'on observe le plus communément : la coqueluche, le croup, l'ophthalmie, la variole, la varicelle, la varioloïde, la rougeole ; les accidents provoqués par la dentition, les entérites, les affections cérébrales symptomatiques ou idiopathiques, etc., etc.

Quelles sont, de ces maladies, celles qui sortent tout armées et aggravées de l'enceinte de la Crèche? La rougeole, la variole, la varicelle, la varioloïde, toutes les fièvres éruptives enfin naissent partout, et révêtent dans leur évolution les caractères divers des épidémies régnantes. La Crèche, loin de les aggraver, les repousse ; elle ne les connaît pas, elle les voit passer, et c'est tout. Elle exclut également de son sein et la coqueluche et le croup ; elle permet, nous en convenons, le libre développement des dents : mais, à cet égard même, sa tolérance est fort bornée, et toute irrégularité maligne est à l'instant proscrite ; quant aux convulsions, elles s'observent dans les palais comme dans les chaumières ; les ophthalmies sont un tribut que paient presque tous les yeux ; les coliques ne respectent aucun degré de l'échelle sociale.

Rien de tout cela ne relève de la Crèche à aucun titre ; il n'est pas un seul de ces maux qu'on puisse lui rattacher par aucune espèce de filiation ; et, pour la transformer en mère coupable, il faudrait lui attribuer des fruits illégitimes.

Il est donc constant que dans le cercle des maladies aiguës de l'enfance il n'en est pas une seule que la Crèche suscite, puisse susciter et encore moins aggraver ; pas même l'ophthalmie, que nous citons à dessein, parce qu'elle a servi de texte à de nombreuses accusations que paraissaient autoriser certains faits qui se sont déroulés, précisément dans la Crèche Saint-Philippe, à laquelle nous avons l'honneur d'être plus particulièrement attaché à titre de médecin.

Voici ce qui s'y était passé : une ophthalmie fort légère, une blépharite, régnait dans cette Crèche, et s'y perpétuait par contagion. Comme elle n'avait jamais présenté la moindre gravité, par une charité, certes mal entendue, nous reculions devant la nécessité de renvoyer ces enfants à leurs pauvres mères. Cependant nous finîmes par prendre un parti sévère, mais décisif : la Crèche fut évacuée, et à sa réouverture on refusa impitoyablement tout enfant dont les yeux n'étaient point irréprochablement sains. A partir de ce jour toute trace d'ophthalmie disparut, pour ne plus se reproduire.

Loin de prouver que la Crèche est dans des conditions particulières d'insalubrité, cet exemple démontre manifestement que nous sommes restés dans l'ordre des lois hygiéniques les plus vulgaires. Après avoir subi les conséquences de notre tolérance volontaire, nous avons éliminé le mal au moment où cela nous a convenu, avec la même facilité, la même sûreté, le même mode, que dans le cercle étroit d'une famille ordinaire.

Les affections aiguës hors de cause, voyons si les maladies chroniques nous seront moins favorables.

Dans cet ordre, deux maladies principales, que nous appellerons deux maladies mères, frappent essentiellement l'enfant, et sont pour lui la source de maux infinis, indélébiles. Nous avons nommé le rachitisme, les scrofules.

Eh bien ! nous le disons tout d'abord : depuis huit ans que nous suivons les Crèches, nous n'y avons jamais vu un enfant, doué de toutes les conditions d'une nature saine et forte, perdre ce beau privilége, pour y recueillir à la place le cachet de ces tristes maladies.

Mais souvent, au contraire, ceux qui nous étaient venus avec un cruel stigmate ont progressivement perdu quelque chose de leurs funestes tendances, pour revêtir les formes et l'aspect d'une constitution plus favorable.

A une affirmation dénuée de preuves, nous opposons donc une dénégation absolue, basée sur des faits précis, multiples, dont plusieurs même se déroulent en ce moment sous nos yeux.

A quel titre, au surplus, la Crèche pourrait-elle prendre rang dans l'étiologie de ces cruels fléaux ? Est-elle un amalgame, une macédoine de leurs causes ordinaires ? ou seulement la plus haute expression de l'une d'entre elles ? Énumérons ces causes, et nous verrons bien. — Voici celles qui sont généralement admises : 1° l'hérédité ; 2ⁿ le sexe ; 3° l'habitation des lieux bas et humides ; 4° le défaut d'insolation ; 5° le régime alimentaire.

On nous fera la grâce de nous accorder que la Crèche est fort innocente du premier grief. Elle proteste sincèrement qu'elle n'a point d'influence sur le second. Sans initiative sur l'alimentation, que règlent les médecins, elle ne saurait être accusée du dernier.

Quant aux autres, qui tous tiendraient aux mauvaises conditions du local, elle convient que, si, dans la plénitude de sa liberté, elle avait le malheur constant de fixer son choix sur des salles malsaines, ce ne pourrait être qu'en vertu d'une véritable hallucination. Il ne s'agirait de rien moins que d'une monomanie des logements insalubres. Heureusement le traitement n'en serait ni long ni difficile. Il suffirait d'un tout petit arrêté invitant la Crèche à changer de goût et de domicile, et tout serait dit.

Nous avons donc le remède en attendant le mal.

Si cependant, à notre insu, il s'était produit dans le sein de la Crèche, par une fécondation spontanée, quelque maladie nouvelle, échappant par sa forme insolite à nos investigations, nous demanderions qu'on voulût bien nous éclairer sur les phénomènes qui la caractérisent.

Car nous ne pouvons regarder comme sérieuse, et encore moins comme suffisante, cette imputation vague de l'aggravation des maladies de l'enfance : aggravées, de quelle façon ? Quel est le type des altérations constatées ? Des savants savent certainement qu'à des causes uniformes, persistantes, doivent correspondre des effets constants, identiques. Le soleil anime, vivifie; l'obscurité allanguit, étiole; l'exercice développe les organes; le repos les atrophie; sous l'influence d'effluves de diverses natures naissent des affections essentiellement distinctes. En des lieux mathématiquement circonscrits vous rencontrerez, dans le Valais comme dans la Savoie, dans les Pyrénées comme dans la Tartarie, ici des goitreux, là des crétins. M. Guérin prend de jeunes chiens ; les uns , laissés à leur mère, se développent et se portent à merveille ; quelques autres, nourris avec du lait, souffrent d'abord et puis finissent par s'habituer à leur régime. Ceux d'une troisième catégorie, alimentés exclusivement de viande crue, en éprouvent les plus désastreux effets : les uns sont pris de diarrhée et succombent ; les autres deviennent rachitiques, leurs os ramollis se courbent et se fracturent.

Vous a-t-on présenté parfois des enfants que ramenait une coupable nourrice ? A leur aspect vous avez deviné la série des maux qui avait corrompu en eux les sources de la vie : en voyant ces têtes volumineuses vaciller sur des épaules qui paraissent s'élever pour leur servir d'appui ; ce ventre distendu, ce tronc courbé, ces jambes frêles, molles, sans muscles, aux os sans consistance, flagellant au-dessous d'un bassin auquel elles semblent moins unies qu'accrochées, votre esprit, remontant le cours de cette triste existence, a reconnu la mauvaise alimention donnée, ses conséquences immédiates, l'interminable diarrhée, puis enfin son dernier corollaire, le rachitisme.

Toujours, à chaque cause distincte, succède un effet corrélatif : tout est soumis à cette loi commune.

Dites-nous donc sur l'étude de quels faits repose l'accusation dont vous nous avez frappés, sur quelles observations, sur quelles vues, sur quelles déductions légitimes. Dites quels sont les signes pathognomiques précis ou peu précis qui caractérisent nos affections morbides ; moins encore, dites-nous quelle est la nature, quelle est la série des phénomènes qui, dans leur enchaînement régulier, dénoncent l'empreinte même légère de la Crèche.

Tout cela doit vous être facile, tout cela est indispensable, tout cela nous avons le droit de l'exiger : car un devoir rigoureux incombe à celui qui accuse, c'est de prouver.

En attendant qu'il vous plaise de nous éclairer sur ces divers points, permettez-nous d'enregistrer qu'il résulte des considérations qui précèdent, que nulle maladie, nulle influence, nulle forme morbides connues ne sauraient être attribuées à la Crèche.

Et nous ajouterons de suite qu'il ne pouvait en être autrement, pour que les effets fussent en parfaite harmonie d'importance avec la cause dont ils dérivent. Les effets sont nuls, mais la cause est un mot ; un mot, il est vrai, qui en dit plus encore qu'il n'est gros, un mot grave, lorsqu'il représente quelque chose, mais un vain son, s'il ne couvre que le vide. Voilà tantôt huit ans que vous allez répétant *agglomération, agglomération*. Le mot, noús l'avons entendu de reste ; mais la chose, veuillez nous la montrer ; vous aurez beau-bourdonner : l'agglomération est un cas pendable, encore faut-il qu'il y ait agglomération ; et ce n'est pas avancer la question d'un iota que de reprendre avec une rare persévérance, *agglomération ! aggravation ! augmentation !* Il nous semble que la plaisanterie a été suffisamment prolongée, et qu'il serait de bon goût d'y mettre un terme.

Nous l'avons dit ailleurs : « l'agglomération n'existe que lorsqu'il n'y a point de rapport normal entre le nombre des enfants, la capacité du lieu qui les renferme et ses moyens d'aération. » Si la proportion est exacte, il n'y a point agglomération, partant point de mal : accumulez, pressez cent, deux cents personnes dans un étroit espace à ciel ouvert, elles pourront être gênées dans les mouvements de leur corps ; mais leur respiration y trouvant un aliment inépuisable, leur santé n'en éprouvera aucun dommage miasmatique.

Mettez une seule famille dans une pièce, même vaste ; fermez-en toutes les issues, de telle sorte que l'air ne s'y renouvelle que difficilement : il y aura bientôt malaise, souffrance, maladie.

L'individu est donc au domicile privé ce qu'une nombreuse réunion d'hommes est à une salle plus étendue.

S'il y a péril d'un côté, il n'est pas moindre de l'autre ;
et, si vous le jugez sans remède, la seule conséquence à en
déduire logiquement, c'est que nous devons quitter les
villes et retourner dans les forêts pour y vivre isolément.
Si, au contraire, vous accordez qu'on puisse, tant bien
que mal, assainir l'habitation privée par les divers procédés que l'hygiène indique, les mêmes moyens seront également applicables, aux proportions près, à l'habitation
collective.

Un auteur dont la compétence n'a jamais été déclinée,
M. Villermé, a fait une étude spéciale du sujet que nous
traitons en ce moment, dans son *Tableau de l'état physique
et moral des ouvriers des manufactures de coton.*

Il a visité les manufactures ; il y a vu, réunis, dans de
vastes ateliers presque entièrement clos, un grand nombre d'ouvriers qui, activement occupés à leurs divers tra-
vaux, au milieu d'une température en général fort élevée,
devenaient un foyer d'exhalaisons incessantes ; et, répon-
dant à ceux qui prétendent que ces exhalaisons sont essentiellement nuisibles, il leur dit : « On oublie qu'elles ne
» le sont pas seulement en raison du nombre des person-
» nes réunies dans le même lieu, *mais encore en raison de
» l'espace occupé par elles, de la durée de temps qu'elles y
» séjournent, du non renouvellement de l'air ;* et que, sous
» ces différents rapports, presque tous les ouvriers de ma-
» nufactures de coton travaillent dans de bien meilleu-
» res conditions que ne le peuvent faire chez eux les au-
» tres ouvriers (t. 2, p. 209). »

Et si l'on objectait que cependant parmi ces mêmes ouvriers règnent des maladies graves dont le nom indique
la spécificité, que la *phtisie cotonneuse, la pneumonie cotonneuse,* font parmi eux de trop nombreuses victimes, nous
ferions observer que ce n'est nullement par une action
miasmatique assimilable à celle que produit l'agglomération.

« Dans les filatures de coton, dit M. Villermé, la toux,
» les inflammations de poitrine, attaquent, emportent

» une grande quantité d'ouvriers employés au battage
» ou bien aux premières opérations du cardage ; et,
» d'après mes renseignements , ces mêmes maladies
» exercent encore beaucoup de ravages parmi les ratta-
» cheurs, les balayeurs, les débourreurs, qui *respirent des*
» *poussières ou des duvets de coton...* » (Villermé, *Tableau*
de l'état physique et moral, etc., t. 2, p. 244.)

On conviendra que, même dans le plus irréprochable
isolement de la plus élevée des mansardes, un ouvrier
qui se saturerait de poussière ou de duvet de coton arri-
verait identiquement au même résultat.

Il ressort de ces recherches que, grâce à quelques lois
que personne n'ignore, l'agglomération ne présente aucun
inconvénient sérieux même dans des ateliers où l'air ne
pénètre en quelque sorte que subrepticement, et où se dé-
gagent sans cesse d'abondantes exhalaisons.

Ainsi s'évanouit devant l'autorité des noms, devant les
lumières de la science et de la raison, devant la puissance
souveraine des faits, ce vain fantôme qu'on a présenté
avec un si lugubre appareil à tant d'esprits crédules, ou
qui du moins paraissaient l'être.

Si donc la Crèche ne produit aucun élément de maladie , si elle corrige, si elle tempère toutes les dispositions
morbides qu'elle reçoit, si elle tend à les détruire pour
les remplacer par des principes de vie, à quel titre venez-
vous lui parler de ses maladies, de sa mortalité ? La
Crèche n'a qu'une mission, c'est de recueillir l'enfant, de
le garder au milieu des conditions d'une sage hygiène.
Ces conditions les observe-t-elle ? Y a-t-il dans les soins
minutieux dont elle l'entoure quelque vice particulier
d'où naissent des maux, des affections morbides ? Hommes
de science, dites-nous quels sont ces vices ! Votre atta-
que est précise, précisez les faits ; ici, rien d'occulte,
rien de mystérieux ; nous parlons, vous parlez des enfants de nos Crèches ; ces enfants , les voici, nous vous
les présentons : scrutez, examinez leurs personnes ; voyez,
visitez leur asile ; goûtez leurs aliments ; respirez un mo-

ment l'air dont ils vivent; considérez leurs frais visages, leurs yeux animés, leur force, leur gaîté, et dites-nous où est le fléau, où sont les sources secrètes du poison latent que nul de nous ne sait voir, tout en y regardant sans cesse, et que vous avez si bien découvert, vous qui n'y avez jamais regardé.

Sur le seuil de la Crèche expire notre pouvoir. Si, jetant les yeux au delà, vous reconnaissez au loin quelques malades, des morts peut-être, recherchez avant tout quelle est la nature, quelles sont les causes des affections auxquelles ils ont succombé. Des enfants ont été malades; qu'y pouvons-nous? Ont-ils été soignés; comment l'ont-ils été; qu'en savons-nous? Ils sont morts?. . . . . Prouvez-le d'abord, et démontrez après par quel ensemble de circonstances la Crèche à sa part d'influence dans leur fin prématurée. Pour nous, armés de notre droit incontestable, nous répondons : La Crèche est dans l'enceinte qui porte ce nom, et point ailleurs. Son action régulière a ses murs pour limites; hors de ce domaine s'arrête sa puissance et partant sa responsabilité.

Voici un enfant, la nuit est arrivée, on l'emporte hors de la Crèche, il a la grâce, il a la santé. Quelques jours s'écoulent, il ne revient pas. On s'informe. L'enfant, dit la mère, a du malaise, il souffre des dents, et la porte nous est fermée. Une entérite est survenue : ce sont les dents qui l'occasionnent. L'entérite augmente, le malade s'épuise; la mère ne fait rien; c'est toujours la dentition qui travaille l'enfant et qui le travaille si bien qu'enfin elle l'emporte.

Celui-ci tousse, vous le remettez à sa mère, à qui vous recommandez de ne point négliger un mal qui peut devenir dangereux. Ce sont les dents, répond-elle : car, si les dents remplissent un rôle sérieux dans la pathologie de l'enfance, elles en jouent un bien plus important encore dans l'imagination des mères. Or, les dents apparaissent avec plus ou moins de promptitude. Que faire à cela? L'enfant a une bronchite, cette bronchite s'aggrave, et le pauvre enfant s'éteint avec ou sans dents, mais souvent sans soins.

Certes, la reconnaissance devrait inspirer aux mères une confiance et un respect qui permettraient à la Crèche de détruire de si dangereux préjugés. Mais quelle foi, quelle gratitude peuvent germer dans le cœur d'une mère, si des voix savamment respectables viennent murmurer auprès d'elles que, comme Agamemnon :

« La Crèche attend l'enfant pour le sacrifier. »

Cela est dit, nous ne le contestons pas, très sérieusement, très consciencieusement ; et, si c'est écouté de même, il ne doit pas en résulter, ce nous semble, un grand accroissement de vénération pour les Crèches.

Lorsque nous repoussons l'injuste agression dont la Crèche a été l'objet, nous ne voulons pas, tombant dans une exagération opposée, la présenter comme une panacée universelle, un préservatif infaillible. Les gibbosités ne s'y redressent pas d'elles-mêmes, les scrofules n'y disparaissent pas instantanément. Loin de prétendre qu'elle est l'idéal des perfections hygiéniques, et qu'on y est mieux qu'en aucun lieu du monde, nous conviendrons que, si nous avions la puissance et la liberté du choix, nous souhaiterions de préférence à nos enfants, qu'habitant aux champs d'agréables demeures, ils pussent, dans leur gai caprice, rouler, bondir en se jouant dans de vertes prairies, aux chauds rayons d'un soleil sans nuage, respirant largement le doux parfum des fleurs au lieu de l'air quelque peu mêlé de nos somptueuses cités ; je crois même que les adultes ne se trouveraient pas trop mal de ce régime. Mais quoi ! c'est ainsi que commença le monde ; et les hommes ne durent pas bien s'en trouver, puisqu'en s'éclairant ils abandonnèrent les champs pour la ville, jugeant, sans doute, que s'ils perdaient en un sens, ils trouveraient en bien d'autres de très amples dédommagements.

Or, la Crèche n'a pas la prétention de refaire le monde : elle ne crée ni les habitudes, ni les situations, ni les nécessités sociales; elle les accepte, telles que la civilisation les a formées ; voit un des maux qui se révèlent dans l'ensemble du bien, et y cherche un remède selon ses lumières, selon ses facultés.

Oui, il y a des nécessités douloureuses que l'on ne peut guérir, et auxquelles on applique des palliatifs, qui sont un bien réel en présence d'un mal plus grand qu'ils préviennent. Certainement les hôpitaux ne sont pas des lieux de délices: les miasmes de toute sorte s'y produisent avec incomparablement plus d'abondance que dans la Crèche, et les procédés de ventilation y sont moins parfaits à cause des ménagements que commande la présence constante des malades. Les épidémies y naissent avec rapidité et y sévissent cruellement. Qui ne sait combien il est doux, lorsque les maux physiques épuisent le corps, énervent l'âme, de voir à notre chevet des cœurs aimés nous entourer de leur vive tendresse, et, toujours présents, toujours empressés, comme si leur vie était enchaînée à notre vie, nous prodiguer leurs soins et leurs consolations? Dans l'hôpital, rien de semblable; près d'un lit, d'où s'élève un gémissement plaintif, murmure en un lit voisin un mal plus dangereux encore. L'isolement, la souffrance de tous, est bien souvent le seul spectacle qui vienne s'offrir à l'affliction, à la douleur de chacun. Mais, malgré ces inconvénients, cette grande amertume, les hôpitaux n'en sont pas moins un refuge précieux, que rien ne peut suppléer, non seulement pour le célibataire qui, sans biens, emportant tout avec lui, n'est pas plus isolé en ce lieu que partout ailleurs, mais pour le père de famille, dont les ressources ne peuvent suffire aux charges d'une longue maladie. Le linge, les médicaments, les aliments appropriés, tout lui manque, et si quelqu'un des siens veut lui consacrer ses soins, ce n'est qu'en renonçant au travail. Ainsi, non seulement le malade ne peut plus gagner ce qui est nécessaire à son existence ; non seulement il absorbe une partie des labeurs de sa famille; mais, en outre, il prive cette famille de ces bras qui se sont dévoués à le servir et dont elle a peut-être le plus impérieux besoin. De telle sorte que, dans cette unique maladie, vient s'engloutir le bien-être de tous. On se résigne donc, on va à l'hôpital, et l'on fait bien.

Nous ne disconvenons pas qu'il conviendrait mieux à la mère nourrice de se reposer mollement sur de doux oreillers, après un léger exercice, juste suffisant pour aiguiser son appétit; de respirer à l'aise les frais ombrages et les tièdes zéphirs, au lieu de se livrer au rude travail que lui commandent la raison et le besoin. Faites, si vous le pouvez, que les ouvriers gagnent en tout temps des journées assez importantes pour couvrir largement les dépenses qu'occasionne une nombreuse famille. Faites que toutes les veuves aient des revenus suffisants pour satisfaire à tous leurs besoins et à ceux de leurs enfants; ou, ce qui serait plus avantageux encore, faites qu'il n'y ait plus de veuves. Que, grâce à une organisation savante de la société, chacun possède les moyens de vivre plantureusement, sans se donner beaucoup de mal, ainsi que le promettait naguère un fameux écrivain, et alors les Crèches, les asiles et même les hôpitaux seront superflus, chaque enfant restera au foyer paternel, bercé dans les bras de sa mère.

En ce moment les choses ne se passent point ainsi : au lieu de cette aisance générale, si désirable et si impossible, il existe dans certaines régions de la société une misère si insoucieuse de sa laideur, qu'aucun des êtres qui la subissent ne tenterait le moindre effort pour s'y soustraire. Ignorants de ce qui est bien, indifférents à ce qui est beau, tout discernement de ce qui est noble, délicat, élevé, s'est effacé chez eux, pour faire place à des besoins de pure bestialité. Renfermés, entassés confusément, sans distinction d'âge ni de sexe, dans d'étroites demeures revêtues d'une antique poussière que nulle main téméraire n'essaie de soulever, ils ne connaissent guère de l'eau que sa destination aux usages culinaires. Sans sève, sans vigueur, ils languissent, race dégénérée, au milieu d'épais miasmes que chasse rarement l'air extérieur, proscrit durant l'hiver entier comme un hôte incommode et dangereux.

Ecoutez le rapport de la commission instituée pour l'assainissement des logements insalubres : « Ce qu'il est triste
» de constater, c'est l'espèce d'orgueil que ces malheureux
» mettent dans leur abjection, ils semblent heureux de la
» vie qu'ils se sont faite en dehors de toutes les lois de la
» société. On les mettrait dans un palais, qu'ils en fe-
» raient bientôt un repaire aussi affreux, aussi pestilentiel
» que celui où ils sont nés et où ils veulent mourir. Aucun
» raisonnement ne peut les convaincre, aucun conseil ne
» peut les toucher. Le temps et de bonnes institutions pour-
» ront seuls corriger ces natures *viciées dès le berceau, si*
» *on les prend surtout au bas âge, si l'on s'occupe sérieuse-*
» *ment des enfants qui,* élevés dans cette atmosphère de
» corruption et d'abrutissement, transmettront fatalement
» aux générations qui doivent les suivre tous les germes
» de dépravation, de maladies et de dépérissement qui
» les ont précédés. »

Voici des hommes qui dans leur philanthropie ont accepté la pénible mission de descendre jusque dans les bas-fonds de la société pour y saisir dans leur triste nudité les misères physiques et morales qui y restent comme ensevelies au-dessous du niveau de la civilisation. Ils ont tout vu, touché, scruté. Dans leurs recherches ils ont rencontré un arbre qui se tordait en rampant dans d'horribles souillures, et ils ont voulu le redresser, le tourner vers le ciel : tentatives superflues, leurs efforts répétés n'ont pu même ébranler ce tronc flétri, dont la tête un moment secouée s'est aussitôt replongée dans la fange sordide. Alors ils vous ont dit d'une voix pleine d'amertume: abandonnez à elle-même cette nature pervertie, c'en est fait, rien n'en changera la funeste destinée; mais de grâce, veillez sur les faibles rejetons qui sont nés sous son ombre ; faites qu'en s'élevant leur tige ne vienne pas confondre ses jeunes rameaux aux branches immondes qui rampent auprès d'elle, et qui l'entraineraient, frêle et flexible, dans leur étreinte fatale.

Ce douloureux appel, vous l'avez entendu! C'est *dès la plus tendre enfance,* c'est *dès le berceau* qu'il faut charmer, polir ces sauvages natures. C'est à l'aide de *bonnes institutions...* Quelles sont les vôtres? Vous montrez l'asile, et si l'un de ces infortunés se présente, vous lui demandez si son acte de naissance lui donne le droit de s'asseoir sur vos bancs. Mais eût-il acquis ce privilége par mois, jours et secondes, qu'importe l'existence d'un refuge que personne ne sollicite, ne désire pour lui? Dans quel intérêt, secouant sa torpeur, la mère vous l'amènerait-elle? Pour quels avantages qu'elle sache, qu'elle puisse apprécier? Vous recevrez son enfant, mais qui le nourrira? Elle-même. Qui fournira les vêtements? Elle encore. Qui devra tous les matins s'occuper des détails d'une toilette à ses yeux fort superflue? Toujours elle. En tout cela elle n'aperçoit que dérangements fréquents, obligations onéreuses : mieux vaut garder l'enfant dans son réduit!

Combien la Crèche est plus attrayante! Elle accepte l'enfant quelque jeune qu'il soit. Pour un très léger sacrifice, que la charité des dames diminue encore ou supprime en entier, on nourrit, on soigne l'enfant, on le couvre de vêtements, toujours riches de propreté. On s'informe de ses parents, et les secours suivent de près l'intérêt qu'on leur manifeste. La mère n'eût-elle voulu que se décharger de son enfant pour user et abuser plus pleinement de sa liberté, elle n'en sera pas moins dans l'obligation de déposer elle-même son nourrisson dans les bras d'une bonne religieuse, et de l'y reprendre tous les jours. Ce contact forcé entre cette nature inculte qui reçoit et cette sœur ou les excellentes dames qui donnent avec cette bienveillance, ce bonheur serein qui couronne la vertu, ce rapprochement, si répété, doit déterminer dans ce cœur, fermé jusqu'alors, mais qui, après tout, est encore un cœur maternel, des impressions nouvelles qui frappent ses sens, appellent son attention, pour l'entraîner ensuite vers de meilleures pensées.

Ainsi ce besoin, cette lacune que signalait avec une si

éloquente tristesse la commission des logements insalubres, la Crèche tend depuis longtemps à la combler. Car on commettrait une grave erreur en supposant que la Crèche ne s'est proposé d'autre mission que de donner à la mère, la liberté; à l'enfant, le bien-être physique. Ce ne serait voir qu'un côté de la question et en oublier la part la plus morale. Que la mère travaille, mais soit honnête; que l'enfant vive, qu'il vive sain et fort, à merveille; mais qu'il s'élève selon les lois humaines et sociales, qu'il apprenne à être fils soumis, enfant discipliné d'abord, pour devenir plus tard père dévoué, citoyen irréprochable.

Il y a quelques années, l'administration des hôpitaux a décidé qu'on ne recevrait dans les maisons d'accouchement que les femmes qui prendraient l'engagement de nourrir leurs enfants pendant le séjour qu'elles y feraient.

Quant à celles qui les conservent après leur sortie, on leur accorde, pendant un certain laps de temps, un léger secours mensuel.

Le but évident de ce règlement est de diminuer le nombre des abandons. On a supposé avec raison que la femme qui a vu, pressé dans ses bras, allaité son enfant, devait lui rester unie par un sentiment d'amour qu'elle se résignerait difficilement à briser.

Et de crainte que le besoin ne triomphât de cette affection naissante, on est venu en aide à la malheureuse mère; l'a-t-on fait efficacement? Il n'est point de notre sujet de le rechercher. Mais, ce qu'on ne saurait contester, c'est que, dans l'ordre d'idées de l'administration, la Crèche, qui protége les jeunes enfants, qui offre son appui à la mère pauvre, est l'auxiliaire essentiel, le complément nécessaire des mesures que nous venons d'indiquer et que nous considérons comme prises dans un pur intérêt de haute moralité, de charité profonde.

Si, au contraire, nous les tenions pour dictées par un étroit esprit de parcimonie, nous conviendrions que la Crèche changerait entièrement leur caractère; car la Créché, c'est encore une dépense, quelque faible qu'elle soit, et il y a tant de gens qui n'envisagent que ce côté de toutes les questions ! Pour eux la suppression des tours est une affaire d'économie. Ils balancent exactement le *Doit* et l'*Avoir* : l'*hôpital* et le *tour* d'un côté, la *mère* et l'*enfant* de l'autre ; et ils suppriment le *tour*, au risque de voir la *mère* supprimer l'*enfant*.

Ces esprits sont en petit nombre, sans doute, et c'est par des motifs plus honorables que se sont décidés les hommes qui ont été appelés à s'occuper de cette thèse difficile. Il en est trop cependant qui, sous prétexte de bonne administration, pèsent toutes les difficultés au trébuchet de leur caisse, et, représentants de la charité, accueillent une œuvre charitable nouvelle avec le même effroi qu'éprouvent certains pères lorsqu'ils voient naître un enfant qu'ils n'ont pas désiré.

On leur doit néanmoins cette justice, qu'ils sont les seuls adversaires possibles de la Crèche. Nous leur demandons seulement d'exprimer ouvertement leur opinion, et de ne plus interposer entre eux et nous d'honnêtes contradicteurs qui, dans leurs attaques sans consistance et sans portée, ne peuvent qu'embarrasser, garrotter la question. Cette manœuvre, qui ne manque pas d'habileté, perd tout son prix dès qu'elle est reconnue. Les défenseurs naïfs sont utiles par la sincérité de leurs convictions ; mais il faut quelque lumière dans leur naïveté, sans quoi ils déconsidèrent la cause qu'ils veulent défendre.

Arborant donc leur véritable étendard, que nos adversaires se montrent à découvert, qu'ils renoncent aux mots sonores de *maladies*, de *mortalité*, d'*amour maternel*, de *liens de famille,* vains sons qui ne sauraient plus tromper personne. Qu'ils jettent loin d'eux le brillant manteau de philanthropie qui les couvre, pour montrer à nu leur sec et froid égoïsme.

Et pour leur donner l'exemple de la sincérité, nous proclamerons bien haut que la Crèche, école de moralisation pour les pauvres femmes, de salutaires impulsions pour les enfants, d'ordre, de sage hygiène pour tous, ne peut vivre sans argent ! C'est là son défaut, défaut que malheureusement elle partage avec une foule d'excellentes institutions, et nos adversaires rendraient un grand service au trésor public s'ils pouvaient les en corriger. Les hôpitaux et hospices dévorent des sommes énormes, mais ils sont utiles; les écoles communales ont leur chiffre au budget, mais elles éclairent le peuple ; les asiles sont fort chers, mais ils sont nécessaires; les Crèches coûtent quelque peu, mais elles sont indispensables.

C'est ainsi qu'en toute chose au bien vient se mêler une certaine proportion de mal, au moins jusqu'à présent, et en attendant l'ère promise où le bien règnera sans mélange dans l'univers entier !

Dʳ SIRY.

1865.—Paris, impr. de Guiraudet et Jouaust, rue Saint-Honoré, 338.

www.ingramcontent.com/pod-product-compliance
Lightning Source LLC
LaVergne TN
LVHW012322050726
842524LV00004B/1555